QUELQUES CONSIDÉRATIONS

SUR

L'ŒDÈME VULVAIRE

CHEZ

LA FEMME ENCEINTE ET EN TRAVAIL

PAR

le Docteur Gaulard

DOCTEUR EN MÉDECINE DE LA FACULTÉ DE PARIS
PROFESSEUR AGRÉGÉ D'ACCOUCHEMENTS A LA FACULTÉ DE MÉDECINE DE LILLE
MEMBRE DE LA SOCIÉTÉ D'ÉMULATION DES VOSGES

ÉPINAL
TYPOGRAPHIE ET LITHOGRAPHIE HENRI FRICOTEL

1881

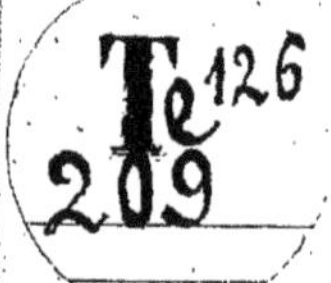

A MON MAITRE ET AMI

le docteur P. Budin

PROFESSEUR AGRÉGÉ D'ACCOUCHEMENTS
à la Faculté de médecine de Paris,

HOMMAGE AFFECTUEUX

QUELQUES CONSIDÉRATIONS

SUR

L'ŒDÈME VULVAIRE

CHEZ

LA FEMME ENCEINTE ET EN TRAVAIL

PAR

le Docteur Gaulard

DOCTEUR EN MÉDECINE DE LA FACULTÉ DE PARIS
PROFESSEUR AGRÉGÉ D'ACCOUCHEMENTS A LA FACULTÉ DE MÉDECINE DE LILLE
MEMBRE DE LA SOCIÉTÉ D'ÉMULATION DES VOSGES

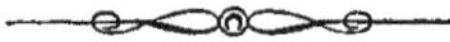

ÉPINAL
TYPOGRAPHIE ET LITHOGRAPHIE HENRI FRICOTEL

1881

QUELQUES CONSIDÉRATIONS SUR L'ŒDÈME VULVAIRE

chez la Femme enceinte et en travail.

OBSERVATION

Madame Th.... âgée de vingt-deux ans, n'a jamais été sérieusement malade. Sa menstruation est très irrégulière, et le plus souvent les règles manquent deux ou trois mois sans que cette suppression donne lieu à la moindre incommodité.

Devenue enceinte pour la première fois, elle s'aperçoit dans le courant de février dernier, sixième mois de sa grossesse, que sa figure est notablement gonflée. Ne souffrant pas et croyant alors à une simple fluxion dentaire, elle ne se préoccupe nullement de cette enflure. Cependant, après quelques jours, ne voyant se produire aucun changement, elle fait appeler une sage-femme qui se contente de constater le fait sans émettre aucune opinion, indiquer aucun traitement, donner aucun conseil.

Cinq semaines plus tard, la bouffissure de la face était considérable et l'œdème s'étendait en outre aux membres supérieurs et inférieurs, à la paroi abdominale, à la région sus pubienne, tandis que les grandes lèvres conservaient leur volume normal.

Devant cette aggravation de symptômes, la sage femme crut enfin devoir intervenir ; elle prescrivit une saignée qui ne fut pas acceptée et un purgatif salin qui n'amena aucune amélioration dans l'état de la malade. Les choses en restèrent là jusqu'au 10 avril, où l'on me fit appeler.

A mon arrivée, vers dix heures du matin, je constatai une anasarque généralisée ; la face, les bras, les jambes, la peau du ventre étaient extraordinairement enflées, mais ce qui tourmentait surtout madame Th.... et sa famille, c'était un œdème vulvaire qui, suivant l'expression de Lévret avait transformé les grandes lèvres en « tumeurs grosses et transparentes comme des vessies pleines d'eau. » J'appris de la malade, outre les quelques détails rapportés plus haut, qu'elle était à la fin de son huitième mois de grossesse et que depuis plusieurs jours les parties sexuelles étaient enflées. L'enflure se produisait pendant le jour, disparaissait pendant la nuit, et devenait gênante principalement dans la position assise. Depuis la veille au soir, elle était permanente et avait, dans l'espace d'une seule nuit, atteint le développement énorme que je constatais.

Les lèvres étaient si tuméfiées que la malade ne pouvait rapprocher les jambes l'une de l'autre et était obligée de rester couchée sur le dos. En outre, elle éprouvait à la vulve un sentiment de tension, une douleur vive, agaçante, qui lui enlevait tout repos, elle était très agitée et se plaignait de céphalalgie, d'éblouissements, de bourdonnements d'oreilles.

L'urine était albumineuse et donnait, à la chaleur, un précipité abondant.

L'enfant remuait bien. Au palper on trouvait la tête engagée, la saillie du front se distinguant nettement à droite et un peu en arrière. Le dos était à gauche et en avant, et le siège dans le fond de l'utérus.

L'auscultation faisait entendre le maximum des bruits du cœur fœtal à gauche et en avant, au-dessous de l'ombilic.

Quant au toucher, il était douloureux, impraticable; le doigt, introduit, arrivait à peine au contact de la tête.

Rien, à ce moment, ne faisait prévoir un travail prochain. Je prescrivis : un lavement avec 4 grammes de chloral, des applications sur la vulve de compresses trempées dans un liquide aromatique et astringent, le régime lacté d'après la formule de M. Tarnier, et enfin pour le lendemain matin 25 grammes d'eau de vie allemande. J'ordonnai ce dernier médicament parce que dans une brochure très intéressante qu'avait bien voulu m'envoyer M. le docteur Chantreuil, professeur agrégé d'accouchements à la faculté de Paris, je venais de lire une observation où 25 grammes d'eau de vie allemande administrés à une femme albuminurique et infiltrée avaient déterminé des évacuations salutaires sans provoquer de contractions utérines.

Mes prescriptions ne satisfirent ni madame Th.... ni sa famille. La sage-femme avait annoncé que cette énorme enflure était la chose du monde la plus simple et qu'il suffirait de quelques scarifications pour donner issue à tout le liquide.

On me proposa donc de remplacer mon ordonnance par des mouchetures pratiquées sur les parties tuméfiées; mais comme l'état de la malade ne me semblait pas commander une intervention immédiate et que j'avais des raisons pour ne pas être aussi optimiste que la sage-femme, je refusai de faire tout de suite ce qu'on me demandait. En effet je me souvins à ce moment de la diversité d'opinion des auteurs sur l'utilité et l'innocuité des scarifications, des craintes exprimées à ce sujet par Naegelé et Kiwisch, et enfin d'un cas absolument semblable que j'avais vu à Vienne dans le service du professeur C. Braun et où les mouchetures ne furent également faites qu'au dernier moment. Le docteur Pawlick, assistant du professeur C. Braun me dit à cette époque : « En pratiquant des scarifications sur les grandes lèvres, je craindrais peut-être l'avortement, mais surtout la gangrène. »

La malade finit cependant par accepter mon traitement, mais elle passa une très mauvaise journée. Le soir, je la trouvai encore plus enflée et plus agitée que le matin ; la céphalalgie, les bourdonnements d'oreilles, les troubles de la vue étaient si intenses que je craignis de voir, d'un instant à l'autre, se déclarer une attaque d'éclampsie, aussi me décidai-je à faire, séance tenante, deux piqûres sur chacune des grandes lèvres. En même temps, je recommandai de se conformer exactement à mes autres prescriptions.

La malade passa une bonne nuit, et le lendemain je la trouvai très calme et très heureuse d'être débarrassée de son œdème vulvaire.

J'ordonnai de prendre chaque soir une cuillerée à bouche de sirop de chloral, dans le but non seulement d'empêcher toute excitation du système nerveux, mais encore de combattre directement l'albuminurie.

En effet, le docteur Léon Dumas, dans son excellente thèse d'agrégation sur l'albuminurie chez la femme enceinte, rapporte une observation communiquée par le docteur Nœggerath à la New-York obstetrical Sociéty, et dans laquelle le chloral fut administré à la suite de convulsions éclamptiques ; celles-ci étant disparues et le « chloral étant continué, l'albuminurie diminua puis disparut à son tour ; le chloral fut alors laissé de côté, et bientôt l'albumine se montra de nouveau dans l'urine. On attendit et l'albuminurie augmenta jusqu'à ce que deux attaques d'éclampsie survinrent ; le chloral fut immédiatement repris, les accidents cessèrent et la continuation à dose graduée du médicament pendant six mois aboutit à la disparition complète et définitive de l'albuminurie. »

L'état de Mme Th... resta excellent pendant deux jours, mais, dès le second jour, malgré le régime lacté rigoureux auquel elle s'astreignait, les grandes lèvres recommencèrent à s'infiltrer. En quelques heures, le gonflement redevenait aussi grand que la première fois.

Voyant reparaître en même temps chez Mme Th... l'agitation et tous les signes prémonitoires de l'éclampsie, j'engageai la sage-femme à pratiquer une nouvelle moucheture sur chaque lèvre, ce qui fut fait, comme la première fois, avec une lancette absolument neuve.

Il ne restait pas trace des premières scarifications.

A ce moment, rien ne permettait encore de prévoir un

travail prochain ; cependant, quelques heures s'étaient à peine écoulées que des contractions uterines douloureuses apparaissaient.

Le travail se fit sans le moindre accident et se termina au bout de neuf heures environ par l'expulsion spontanée d'un enfant vivant et bien constitué dont le poids et les dimensions étaient ceux d'un enfant de huit mois.

Pendant le travail, les grandes lèvres s'étaient de nouveau infiltrées ; malgré cela, elles ne subirent aucune déchirure.

Le périnée resta également intact.

La délivrance fut naturelle et la perte de sang très modérée.

Après quelques instants, je quittai la malade qui me dit se trouver très bien, mais à peine étais-je chez moi depuis un quart d'heure qu'on vint me rechercher en toute hâte. A mon arrivée, je trouvai Mme Th... au milieu d'une attaque d'éclampsie et j'appris de la sage-femme qu'elle avait eu déjà, coup sur coup, deux crises semblables. Faut-il penser que si la malade avait perdu plus de sang dans son accouchement, l'éclampsie ne se serait pas déclarée ? C'est possible, mais si les attaques ne sont pas survenues déjà pendant le travail, nous avons le droit, je crois, de l'attribuer au régime lacté sévère prescrit et observé durant plusieurs jours.

Je soumis immédiatement la malade aux inhalations de chloroforme sans produire toutefois une anesthésie complète. Lorsqu'une attaque s'annonçait, j'appliquais tout de suite la compresse chargée de chloroforme sur le nez et la bouche de Mme Th..., et par ce moyen, je pus, de

5 heures du matin à midi, faire avorter de nombreux accès.

Je considère le chloroforme comme le traitement par excellence de l'éclampsie ; je possède en effet plusieurs observations recueillies dans ma pratique personnelle et où ce médicament a réussi seul à enrayer les accès les plus violents. Dans d'autres cas, alors que les saignées abondantes, les injections hypodermiques de morphine, etc., avaient échoué les inhalations chloroformiques administrées impunément pendant de longues heures (14 heures dans un cas) ont rapidement et définitivement arrêté les crises. Ces faits ne font, du reste, que confirmer ceux que MM. Stoltz et Aubenas ont observés autrefois à Strasbourg, et que mon ami le docteur Spire (de Blâmont) a consignés dans sa thèse inaugurale.

Le lendemain 11 avril, la malade se trouvait dans un état satisfaisant, mais dès le 12 je constatai à la partie inférieure de la grande lèvre gauche un gonflement notable de la peau avec rougeur érysipèlateuse et sensibilité très vive au toucher. Cet érysipèle gagna rapidement toute la lèvre gauche, puis la grande lèvre droite, mais ne s'étendit jamais au-delà.

Le 14, je trouvai du côté gauche, à la place où avait été faite la dernière moucheture, une eschare du diamètre d'une pièce de cinquante centimes, qui s'agrandit un peu dans la journée et tomba le lendemain. Peu de temps après je pus extraire par la même plaie une masse de tissu cellulaire mortifié, absolument semblable à un écheveau de fil. Le traitement fut simple et la guérison ne se fit pas attendre.

Les scarifications pratiquées à deux reprises sur les

grandes lèvres œdématiées ont-elles été absolument inoffensives ? N'ont-elles pas été la cause au moins occasionnelle de l'avortement ? Ne sont-ce pas elles qui ont provoqué l'apparition de la gangrène qui, dans ce cas heureusement, a été limitée et bénigne ? J'en suis, quant à moi, intimement convaincu, mais c'est là une question qui me paraît digne d'une étude un peu plus attentive.

L'œdème de la vulve est produit par les mêmes causes que celui des extrémités inférieures et cœxiste généralement avec lui. Dans les derniers mois de la grossesse, l'utérus considérablement développé comprime les vaisseaux iliaques et gêne le retour du sang. Le sérum transsude à travers les parois vasculaires et d'autant plus facilement que sous l'influence de la grossesse, le sang a subi des modifications importantes connues aujourd'hui de tout le monde et sur lesquelles il est inutile, par conséquent, d'insister davantage.

Ce phénomène est accusé surtout dans la grossesse gémellaire, dans l'hydramnios, alors que la matrice a acquis un volume anormal.

« L'hydropisie de l'amnios peut à un moment donné se compliquer d'œdème des membres inférieurs, de la vulve, mais ces œdèmes sont eux-mêmes consécutifs à l'hydramnios, et celui-ci n'est point sous la dépendance, le plus souvent du moins, d'un état général, tel que celui qui produirait une anasarque. » (Guillemet, de l'hydramnios, 1876.)

L'augmentation de volume de l'utérus était regardée par les anciens auteurs comme la seule cause de l'œdème vulvaire. Cependant on trouve déjà chez quelques-uns d'entre eux une tendance à donner de ce symptôme une autre explication.

« Mauriceau (T. II, page 68, observation 81) s'exprime ainsi :

« Ces sortes de tumeurs sœdémateuses viennent ordinairement de quelque obstruction des reins qui est cause que toutes les humidités superflues du corps, n'en étant pas bien séparées, refluent sur toutes ces parties inférieures qu'elles tuméfient. »

Mauriceau revient à plusieurs reprises (observations 84-95) sur cette influence qu'il attribue aux reins dans la production de l'œdème vulvaire. Il est intéressant de voir ce grand observateur de la nature privé de connaissances anatomo pathalogiques et chimiques, expliquer, il y a plus de 200 ans, l'infiltration du tissu cellulaire par l'altération rénale.

Mesnard (Guide des accoucheurs (p. 129) (1753) dit que l'enflure œdémateuse des lèvres du vagin est produite « ordinairement par la suppression des menstrues ou quelque longue maladie, ou le tempérament cacochyme des malades. »

Sans nous arrêter aux théories plus ou moins burlesques de ces anciens auteurs, nous rappellerons immédiatement qu'à côté du développement de l'utérus la cause principale du gonflement œdèmateux des organes génitaux externes, pendant la grossesse, est l'albuminurie.

L'œdème de la vulve apparaît généralement dans les derniers mois de la grossesse, mais le moment de son apparition peut varier avec la cause qui lui a donné naissance. L'œdème mécanique, dû à la compression exercée par l'utérus sur les vaisseaux qui ramènent le sang des extrémités inférieures, se montre en général tout à fait vers la fin de la grossesse; et surtout dans les quinze derniers jours, lorsque l'utérus s'abaisse, le fœtus commençant à s'engager dans le détroit supérieur. Cependant, on comprend que dans certains cas, par exemple dans l'hydramnios et la grossesse gémellaire, quand l'utérus atteint de bonne heure un volume considérable, on comprend, dis-je, que l'œdème vulvaire, bien que purement mécanique apparaisse plus tôt.

L'œdème produit par l'albuminurie est plus précoce.

D'après Mascarel (Convulsions des femmes enceintes, in bulletin de l'Académie de Médecine 1852) les hydropisies accompagnant l'albuminurie s'observeraient dès le huitième mois de la grossesse; suivant Blot, elles apparaitraient souvent beaucoup plus tôt dans un espace de temps variant de trois mois à quatre jours avant l'accouchement.

Les auteurs sont d'accord pour admettre que l'albuminurie se montre habituellement dans les derniers mois de la grossesse. C'est donc aussi à cette époque que l'on doit rencontrer le plus souvent l'œdème vulvaire.

Cependant, les cas d'albuminurie survenus dans les premiers mois ne sont pas rares, aussi n'est-il pas impossible de voir les grandes lèvres infiltrées à une période peu avancée de la gestation.

On trouve déjà dans les anciens auteurs quelques cas d'œdème précoce de la vulve. Je citerai, entre autres, les observations suivantes :

Mauriceau, Tome II, page 54, observation LXV :

« Le 2 juin 1672, j'ai vu une femme qui avait depuis quinze jours une très grande enflure des deux lèvres de la vulve, comme aussi des cuisses et des jambes. » Après quelques scarifications faites sur les grandes lèvres et conseillées par Mauriceau « cette femme accoucha de deux enfants de quatre mois ou environ. »

Mauriceau, tome II, page 81, observation 97 :

« Le 4 octobre 1673, j'ai vu une jeune femme âgée de 20 ans, grosse de quatre mois de son premier enfant, laquelle étant tombée sur le côté, devint peu de temps ensuite toute bouffie par le corps, jusqu'aux deux lèvres extérieures de la vulve qui en paraissaient toutes enflées. »

Depuis Mauriceau, les faits de ce genre se sont multipliés. Cependant ils constituent l'exception. Que l'œdème vulvaire soit la suite de la compression exercée par l'utérus ou de l'albuminurie, c'est généralement dans les derniers mois de la grossesse qu'on le rencontre.

Il atteint le plus souvent les deux grandes lèvres simultanément, rarement il reste limité à l'une d'entre elles. Les parties tuméfiées ont un volume variable vraiment énorme dans quelques cas.

Les lèvres représentent alors deux tumeurs juxtaposées, brillantes, transparentes « comme des vessies pleines d'eau » dit Levret et sans changement de coloration à la peau. Ce dernier fait, vrai dans la majorité des cas, offre pourtant quelques exceptions.

Mauriceau avait déjà établi une distinction entre les tumeurs simplement œdémateuses et celles qui participent de l'inflammation. Il revient à plusieurs reprises sur cette distinction.

S-Mellie, dans une de ses observations (Tôme II, p. 433) s'exprime ainsi :

« Lorsque je vins à examiner les parties, ce gonflement qui jusqu'alors avait été simplement œdèmateux, me parut avoir contracté quelque chose d'inflammatoire, la peau était devenue d'une couleur livide. »

On comprend facilement, en effet, que sous l'influence de la distension et de la gêne de la circulation veineuse, la peau puisse présenter une coloration bleuâtre plus ou moins prononcée. Cette coloration pourrait-elle devenir assez intense pour faire confondre l'œdème de la vulve avec le thrombus de la même région ? A ce sujet M. Blot dit, dans sa thèse d'agrégation de 1853, page 68 :

« Quoi qu'en aient dit Kronauer et Siebenhaar, la confusion me paraît bien difficile, et je crois inutile de m'en occuper plus longuement. »

Dans la remarquable thèse de Perret sur le thrombus vaginal et vulvaire, ce point de diagnostic n'est même pas mentionné.

Aubenas (thèse d'agrégation 1863) s'exprime ainsi :

« Il n'y a pas longtemps, les accoucheurs distinguaient encore l'œdème de la vulve en inflammatoire et œdème simple. Cette division reposait sur une appréciation erronée et tout à fait superficielle.

« L'œdème complique différents états phlegmasiques de

la vulve, les phlegmons et abcès, même l'inflammation des os qui forment l'arcade pubienne, mais, comme dit Velpeau, l'infiltration séreuse n'étant, en pareil cas, que l'ombre de la maladie principale, mérite à peine d'être mentionnée. »

Mais nous lisons d'autre part, dans l'article hydropisie de Straus (nouveau dictionnaire de médecine et de chirurgie pratique):

« Dans certaines formes d'œdèmes dont nous avons montré la nature subinflammatoire, et désignées à juste titre sous le nom d'œdème dur, la consistance de la peau, au lieu d'être molle et pâteuse, est au contraire augmentée; les téguments se dépriment difficilement et gardent à peine l'impression du doigt ; la coloration, au lieu d'être d'une pâleur mate caractéristique, est rouge foncée ou violacée et témoigne de la congestion passive des parties.

Pourquoi ces phénomènes ne se produiraient-ils pas aussi bien sur les grandes lèvres qu'en tout autre point du corps?

Quand la tuméfaction des grandes lèvres est trop forte, elle peut avoir de la tendance à produire la gangrène. Dans ce cas, la peau prend une coloration particulière connue de tout le monde.

L'enflure modérée des organes génitaux externes ne donne lieu à aucune incommodité notable; tout au plus la femme éprouve-t-elle un peu de gêne surtout lorsqu'elle est assise. Ce dernier symptôme était très nettement accusé chez la malade dont nous avons rapporté l'observation plus haut.

Mais il se rencontre des cas où l'œdème de la vulve est tellement considérable qu'il devient insupportable.

La femme ne peut rester ni debout ni assise et souffre même lorsqu'elle est couchée ; la douleur et le gonflement l'obligent alors à maintenir les jambes écartées, position très pénible qui, jointe à la souffrance, enlève à la malade tout repos, et ne tarde pas à amener des troubles fonctionnels sérieux. Arrivé à ce degré, l'œdème vulvaire est permanent et ne disparaît plus même dans la position horizontale, ce qui s'observe au contraire à une période moins avancée.

Existe-t-il sous ce rapport une différence entre l'œdème mécanique et l'œdème albuminurique ?

Celui-ci est-il plus persistant que celui-là ?

« Au point de vue de la marche, l'œdème albuminurique a quelque chose d'encore plus caractéristique, car au lieu de présenter ces alternatives de diminution et d'accroissement en rapport avec les causes de compression que nous avons notées pour l'œdème mécanique, il offre, surtout lorsqu'il siège à la face, une persistance digne de fixer l'attention. »

(Léon Dumas, thèse d'agrégation 1880).

Ces paroles sont-elles applicables à l'hydropisie des grandes lèvres ? C'est possible, mais je ne possède actuellement sur ce point aucun fait probant. L'œdème albuminurique, en général, est sujet aussi à paraître et disparaître, mais ces alternatives d'apparition et de disparition ne sont pas régulières, en rapport avec les situations diverses données au corps et à l'utérus ; il est impossible, le plus souvent, d'en découvrir la raison.

L'œdème vulvaire peut se comporter de différentes manières. Quelquefois, bien que très considérable, il gêne médiocrement la femme et lui permet d'arriver à terme sans trop souffrir. On l'a vu disparaître spontanément comme dans le cas suivant, rapporté par Mauriceau (tome II, page 81, observation 97) :

« Le 4 octobre 1673, j'ai vu une jeune femme âgée de vingt ans, grosse de quatre mois de son premier enfant, laquelle étant tombée sur le côté, devint peu de temps ensuite toute bouffie par le corps jusques aux deux lèvres de la vulve qui en paraissaient toutes enflées ; mais après quelques jours il lui arriva un flux d'urine qui la soulagea entièrement, et fit dissiper toute l'enflure de ces parties, ensuite de quoi elle se porta bien et accoucha heureusement à terme. »

Il pourrait encore disparaître spontanément de la manière suivante : « En cas d'hydropisie, les fibres du chorion s'éraillent et se rompent quelquefois sous la pression du liquide, l'épiderme restant intact. Dans certains cas, l'éraillure se propage à l'épiderme, les mailles du tissu conjonctif communiquent alors avec l'extérieur, et se débarrassent ainsi du serum qui les infiltre. »

Je ne possède pour l'œdème vulvaire aucune observation de ce mode de terminaison.

Plus souvent la peau manifeste sa mauvaise nutrition par une tendance aux poussées inflammatoires et érésypélateuses ou bien la sérosité qui la distend d'une manière extrême en occasionne la gangrène.

Moreau (traité d'accouchements 1841, tome Ier, page 559) dit avoir constaté plusieurs fois cette terminaison. D'autres accoucheurs ont pu malheureusement faire la même observation.

L'œdème vulvaire, quand il persiste jusqu'au moment du travail, peut donner lieu à quelques difficultés. Tout d'abord, si la tuméfaction est considérable, elle rendra l'exploration difficile ou même impossible, surtout si la partie fœtale est un peu élevée.

« Mais comme elle n'avait encore senti aucun mouvement d'enfant, et que son sein était fort flasque et qu'on ne la pouvait toucher par bas, pour examiner la disposition de la matrice, à cause de la grande enflure des lèvres de la vulve qui en empêchait. » (Mauriceau, observation 65, tome II, page 54.)

Dans un grand nombre de cas, malgré un très-fort gonflement des grandes lèvres, l'accouchement s'est terminé spontanément et sans accidents ni pour la mère ni pour l'enfant. On comprend qu'il puisse facilement en être ainsi lorsque le travail se déclare avant le terme de la grossesse, alors que l'enfant n'a pas encore atteint ses dimensions normales.

Mais on trouve en outre dans les auteurs de nombreuses observations d'accouchement à terme menés à bonne fin par les seules forces de la nature, malgré un œdème vulvaire considérable.

Cependant les choses ne se passent pas toujours aussi simplement. L'anneau vulvaire, infiltré, tuméfié, devient plus étroit, plus résistant, et ne se laisse pas franchir par la partie fœtale. L'utérus s'épuise en vains efforts et tombe en inertie, ou bien les contractions deviennent spasmodiques, irrégulières, et restent sans effet sur la marche du travail.

On sait que la résistance exagérée de la vulve est aussi une des principales causes de rupture du perinée, surtout quand celui-ci est infiltré.

Cet état ne peut donc se prolonger longtemps et sans faire courir à la femme et à l'enfant de sérieux dangers. Il faut intervenir, mais le gonflement des grandes lèvres et des parois vaginales rendent aussi très-difficile l'intervention à l'aide de la main et des instruments. Il est urgent dans les cas de ce genre de faire disparaître d'abord l'œdème.

Si les contractions utérines sont assez énergiques pour vaincre la résistance de la vulve, la tension pourra être telle qu'elle fera éclater la peau. Dewees rapporte un cas de ce genre, après lequel s'est produite une inflammation étendue du tissu cellulaire et une suppuration qui a mis la vie de la malade en danger.

En présence d'un œdème de la vulve, que faut-il faire ?

Distinguons d'abord l'œdème de la grossesse de celui du travail. Pour ce dernier, tout le monde est d'accord. Quand les grandes lèvres sont le siégé d'une infiltration qui met obstacle à l'exploration et à l'accouchement naturel ou artificiel, on y fait quelques mouchetures, la sérosité s'écoule, le gonflement diminue ou disparaît, et l'expulsion spontanée ou artificielle du fœtus devient possible, sans danger pour l'intégrité des parties maternelles.

Au contraire les opinions varient pour le traitement de l'œdème vulvaire pendant la grossesse.

Faut-il ou ne faut-il pas faire de scarifications sur les tissus infiltrés et tuméfiés?

A première vue, cette question semble ne pouvoir donner lieu à aucune discussion. Dans un cas d'hydropisie, le médecin n'hésitera pas à pratiquer des mouchetures, et le plus souvent, en effet, procurera par ce moyen un soulagement momentané à son malade. Chez une femme enceinte, les choses ne me paraissent pas tout-à-fait aussi simples.

Dans ce cas, une intervention chirurgicale, si limitée qu'elle soit, si bénigne qu'elle paraisse, peut causer au praticien les surprises les plus désagréables.

L'influence réciproque du traumatisme et de la grossesse est bien connue aujourd'hui depuis les discussions mémorables de la société de chirurgie sur ce sujet et les travaux du professeur Verneuil.

Je crois utile et intéressant de montrer par quelques citations combien les opinions des auteurs, sur le point qui nous occupe, diffèrent entre elles.

Portal (1685), dans le récit de l'accouchement de deux femmes hydropiques, ne parle pas d'œdème vulvaire ni d'intervention spéciale.

Mauriceau (Tome 1er, pages 179 et 180) s'exprime ainsi :

« Comme cette enflure pourrait être bien douloureuse et incommode à la femme pendant son accouchement, d'autant que par ce boursoufflement les parties en sont rendues plus étroites, il sera besoin d'y remédier auparavant ; ce qui se fera en ouvrant les voies de l'urine avec une tisane faite avec les racines de chiendent et de chicorée sauvage, dans trois pintes de laquelle on mettra une drachme de cristal minéral ou quelque peu d'esprit de sel dulcifié ; ou bien, en faisant, s'il est nécessaire, plusieurs légères scarifications avec la lancette tout au long de ces lèvres, par le moyen desquelles les humidités suinteront et distilleront peu à peu. »

Mauriceau, comme on le voit, conseille les scarifications ; cependant il établit, au point de vue du traitement, une distinction entre l'œdème simple et l'œdème inflammatoire. En cas d'inflammation, il rejette les mouchetures à moins d'urgence, comme le prouve l'observation suivante (Tôme II, page 142, observation 234):

« Le 20 septembre 1678, j'ai vu une femme grosse à terme ou environ, pour la première fois, qui avait les jambes fort enflées, comme les femmes qui sont grosses de plusieurs enfants ont ordinairement vers les derniers mois de leur grossesse, et avait, outre cela, un œdème phlegmoneux à toutes les deux lèvres de la vulve, qui étaient extrêmement tuméfiées et si douloureuses et enflammées, que je ne voulus pas faire, pour lors, aucune scarification, de peur qu'il n'y survint pourriture, me contentant d'ordonner à la malade une saignée du bras et des remèdes anodins et rafraîchissants appliqués sur la partie. Mais cette enflure excessive des lèvres de la vulve persévérant toujours, je fus obligé, trois jours ensuite, d'y faire plusieurs légères scarifications avec la lancette. »

Mesnard a recours aux mouchetures. « Si les lèvres du

vagin se trouvent remplies d'eau, comme dans les hydrocèles.

Levret (§ 1186 et suivant) préfère à toute autre médication curative l'application de vésicatoires entre la cuisse et la grande lèvre, c'est-à-dire en partie sur l'une et en partie sur l'autre. Quant aux scarifications, il les fait non pas sur les parties génitales, mais sur les pieds.

« Par ces moyens, on remplit l'indication qui se présente d'évacuer la sérosité infiltrée, et on conserve l'intégrité des parties, qui est d'autant plus nécessaire au mécanisme de l'accouchement, que l'auteur de la nature n'a rien fait sans des vues particulières. »

Levret ne croit pas dans ce cas, à l'action des diurétiques.

Burton (page 257) s'exprime ainsi :

« Si les lèvres des parties naturelles sont aussi enflées, et surtout à un degré considérable, il faut y faire des fomentations astringentes et appliquer dessus des cataplasmes de la même nature que l'on retient avec des compresses et des bandages. Quelques-uns conseillent l'usage interne des diurétiques et les scarifications faites sur les lèvres. Je ne puis approuver cette pratique. En effet, l'usage des diurétiques peut provoquer l'accouchement avant que l'enflure soit dissipée et la mortification peut être la suite des scarifications. »

De Lamotte recommande les scarifications, Deleurye les incisions et dans la plupart des ouvrages modernes on lit que si pendant la grossesse les grandes lèvres sont le siège d'un œdème incommode, il faut, à l'aide de quelques mouchetures, donner issue au liquide.

Aubenas, dans sa thèse d'agrégation, émet une opinion plus réservée :

« Starck proscrit les incisions parce qu'il les a vues produire des ulcères douloureux, très difficiles à guérir.

Naegelé et Kiwisch y ayant eu recours pendant la grossesse, ont vu se produire l'accouchement avant terme.

Il se rencontre des cas où l'œdème de la vulve et des extrémités inférieures est tellement considérable qu'il devient insupportable pour la malade et qu'il y a imminence de gangrène. *Il faut bien alors agir*, la première indication étant de conjurer le danger présent. Autant que possible on laissera arriver le dernier mois de la grossesse.

Quand il n'y a pas péril en la demeure, il est bon d'attendre le moment du travail où la tête arrive sur le plancher perinéal et de faire quelques mouchetures au moyen d'une lancette ou simplement d'une grosse aiguille d'acier. »

Y a-t-il réellement inconvénient à faire, pendant la grossesse des mouchetures sur les grandes lèvres infiltrées ? Je crois avec Stark, Naegele, Kiwisch, Aubenas que ces mouchetures disposent à l'avortement et à la grangène et ne doivent être pratiquées que lorsqu'il y a urgence.

« Naegelé et Kiwisch, dit Aubenas, y ayant eu recours pendant la grossesse, ont vu se produire l'accouchement avant terme. »

Chez la femme, dont l'histoire est rapportée au début de ce travail, l'accouchement a eu lieu, à huit mois, quelques heures après les dernières scarifications, alors qu'auparavant rien ne permettait de prévoir un travail prématuré.

Dans l'observation 65 de Mauriceau la malade accouche quelques jours après des mouchetures faites aux grandes lèvres, de deux enfants de quatre mois ou environ.

Observation 81. — Ici le travail se déclare à huit mois, le lendemain des scarifications.

D'autres faits du même genre pourraient être cités.

On objectera avec quelque apparence de raison, que dans les cas de ce genre, l'avortement ou l'accouchement prématuré sont provoqués par l'albuminurie et non par les scarifications faites à la vulve. D'abord je répondrai que l'influence de l'albuminurie sur la marche de la grossesse a été diversement interprêtée par les auteurs. Le docteur Léon Dumas, dans sa thèse d'agrégation donne à ce sujet les renseignements suivants :

« Pour Blot, cette influence serait nulle ou à peu près, cependant il a vu, sur quarante-une albuminuriques, la grossesse se terminer 6 fois avant terme, à 4, 6 et 7 mois, avec ou sans éclampsie. Les trois femmes qui étaient brightiques accouchèrent à terme.

Pour Mac-Donald, cette influence serait généralement exagérée par les auteurs, pour d'autres au contraire, et notamment pour Cahen, une influence fâcheuse serait incontestable sur la production de l'avortement ou de l'accouchement prématuré.

Beaucoup d'auteurs se rangent à l'opinion de Cahen. Ainsi Barker ne met pas en doute la relation entre l'albuminurie et les avortements répétés. Il cite un cas où il vit quatre grossesses successives se terminer de 6 à 7 mois par l'expulsion de fœtus morts.

Hubert a vu l'avortement ou l'accouchement prématuré survenir 5 fois sur 37.

Mais pour pouvoir apprécier cette influence d'une façon exacte, il faudrait connaître toutes les circonstances qui ont accompagné l'albuminurie, et notamment quelle est sa cause, depuis combien de temps elle dure et avec quelle intensité elle s'est manifestée. Ainsi, suivant Braun, quand il y a maladie de Bright, l'accouchement prématuré surviendrait 80 fois sur 100.

Il résulte de ce qui précède que l'influence de l'albuminurie sur la grossesse n'est pas parfaitement démontrée. Mais admettons qu'elle le soit. La femme que j'ai soignée et accouchée était albuminurique à un haut degré, c'est vrai ; en était-il de même de toutes les malades observées par Naegelé, Kiwisch, Mauriceau et autres accoucheurs ?

Quels sont les caractères de l'œdème albuminurique ? Laissons encore ici la parole à M. Dumas :

« Le siège et la marche ne le différencient pas moins de l'œdème mécanique que l'époque d'apparition. Ce siège est extrêmement variable et ne présente plus ce rapport constant avec les parties déclives et cette ascension progressive vers les régions plus élevées.

On trouve bien aussi de l'œdème des membres inférieurs, mais avec celui-ci et quelquefois sans lui on le trouve encore aux membres supérieurs ou à la face. Ce dernier siège a une importance capitale, notamment du côté des paupières et sous la conjonctive.

Or, que lisons-nous dans les récits de Mauriceau? Y trouvons-nous indiqué l'œdème de la face, des paupières? Pas le moins du monde.

Observation 65 :

« J'ai vu une femme qui avait depuis quinze jours une très grande enflure des deux lèvres de la vulve, comme aussi des cuisses et des jambes. »

Observation 81 :

« Je vis une femme grosse de huit mois ou environ qui avait de très grandes douleurs dans le ventre, dont toutes les parties inférieures étaient extrêmement tuméfiées avec une très-grande enflure œdemateuse de toutes les deux lèvres de la vulve. »

Etaient-ce là des cas d'œdème albuminurique? Ne sont-ce pas plutôt les caractères de l'œdème purement mécanique.

Mauriceau a-t-il méconnu un œdème de la face? C'est peu probable. Je n'admettrai pas davantage que l'avortement a été la conséquence de l'infiltration par compression des membres inférieurs et de la vulve ; ce sont bien certainement les scarifications des grandes lèvres qui ont déterminé le travail.

On sait aujourd'hui qu'une intervention chirurgicale, si légère qu'elle soit, peut provoquer l'avortement, et si de grands chirurgiens ne craignent pas de pratiquer chez les femmes enceintes les opérations les plus graves, d'autres maîtres non moins éminents défendent dans les mêmes cas, toute intervention?

Quant à la gangrène consécutive aux mouchetures des grandes lèvres, les exemples en sont nombreux. Peut-être serait-t-il utile d'établir à ce point de vue, comme le faisait déjà Mauriceau, une distinction entre l'œdème simple et l'œdème inflammatoire, l'œdème purement mécanique et l'œdème albuminurique.

Je n'ai pas à ma disposition de faits qui me permettent de décider si en cas d'œdème mécanique les scarifications donnent lieu à la gangrène, mais l'albuminurie y dispose certainement.

Il faut noter, en outre, au point de vue du pronostic, que pendant les suites de couches la femme qui est déjà si exposée à subir les atteintes de beaucoup de causes morbides se trouve encore, par le fait de l'albuminurie, menacée d'accidents particuliers pouvant prendre une gravité extrême.

Ainsi Gubler a signalé dans le diabète leucomurique, avec altération profonde de la nutrition, une tendance marquée à la gangrène qui permet d'établir une sorte de parallèle avec la glycosurie.

Comme l'accouchement produit assez souvent des traumatismes qui sont facilement suivies de gangrène superficielle, il y aura, par le fait de l'albuminurie existante, une aggravation possible des accidents.

De même on a signalé la facilité avec laquelle les phlegmasies passaient à la suppuration chez les albuminuriques.

Nous rappellerons un fait intéressant qui a été signalé par M. le professeur Verneuil à la Société de chirurgie. Il s'agit d'un cas de périnéorraphie pratiquée chez une femme dont la grossesse s'était accompagnée d'albuminurie et d'œdème des membres inférieurs ; l'opération ne réussit qu'incomplètement. »

Dumas (thèse d'agrégation).

Comme on le voit, par la citation précédente, l'albuminurie est une condition fâcheuse pour l'intervention chirurgicale : inflammation, suppuration, gangrène en sont assez souvent les conséquences.

La connaissance de ces faits n'est-elle pas suffisante pour rendre l'accoucheur prudent dans la pratique des scarifications vulvaires chez une femme enceinte et albuminurique?

Quant à moi, je suis d'avis qu'il faut, en général, être très réservé dans l'emploi de ce moyen. Qu'on fasse des mouchetures lorsqu'il y a urgence, imminence d'éclampsie, de gangrène, rien de mieux, mais quand il n'y a pas péril en la demeure, il vaut mieux temporiser et user d'autres moyens, tels que les applications astringentes et aromatiques auxquelles on joindra un traitement général, consistant spécialement en diurétiques. Le meilleur de tous est certainement le lait administré rigoureusement d'après la méthode du professeur Tarnier. Peut-être encore, dans un cas pressant, pourrait-on, à l'exemple de Levret, faire d'abord des scarifications sur les pieds. Celles-ci sont-elles moins dangereuses que les autres? Je ne saurais le dire d'une manière certaine. On peut toutefois le supposer à cause de leur éloignement plus considérable de la sphère génitale.

Malheureusement, dans la pratique usuelle, le médecin ne conserve pas toujours son entière liberté d'action. Quand une femme enceinte voit ses parties sexuelles enfler, très souvent, par pudeur ou par préjugé, au lieu d'appeler un médecin, elle fait venir une sage-femme. Celle-ci s'empresse d'annoncer qu'il faut pratiquer des piqûres pour permettre au liquide de s'écouler, mais se garde bien d'intervenir. Quand le jeune praticien arrive, malade et famille ont, sur le traitement à suivre, une opinion faite; la consultation a eu lieu et tout le monde est d'accord. Il ne reste au médecin qu'un droit, celui d'exécuter les ordres de la sage-femme, et s'il refuse, on le congédie en le traitant d'ignorant, et en se livrant sur son compte aux commérages les plus insensés.

Souvent, je dois le dire, il aura le tort de céder devant cette femme sans éducation et sans instruction que le public écoute et qui tient au bout de sa langue la réputation des jeunes médecins.

Mais s'il survient un accident il ne s'en trouve pas mieux, c'est encore à lui qu'on le reproche, ses piqûres ont été trop profondes, sa lancette malpropre, etc.

Je ne nie pas que les sages-femmes puissent rendre à la campagne surtout, de grands services, mais je voudrais les voir sous une dépendance plus directe des médecins. En Allemagne elles sont tenues de passer tous les ans ou tous les deux ans un examen écrit et oral devant les médecins cantonaux. Ne pourrait-on pas, en France, leur appliquer une mesure analogue?

Elles seraient obligées ainsi de perfectionner un peu leur instruction, ce qui, personne ne le contestera, ne nuirait en rien ni à elles-mêmes, ni à leurs clientes. Elles se rappelleraient, en outre, qu'il est encore un peu plus difficile de devenir docteur en médecine que sage-femme, et ne voudraient peut-être plus, dès le lendemain de leur réception par indulgence, en savoir plus que leurs examinateurs de la veille.

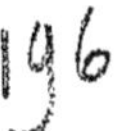

www.ingramcontent.com/pod-product-compliance
Ingram Content Group UK Ltd.
Pitfield, Milton Keynes, MK11 3LW, UK
UKHW020403250726
13967UKWH00005B/2451